I0000441

LETTRE

DE M. DEMOURS

A M. PETIT.

T.d 88 109.

(4)

LETTRE

DE M. DEMOURS,

Médecin de la Faculté de Paris, Médecin ordinaire Oculiste du Roi, Censeur Royal, & ancien Démonstrateur & Garde du Cabinet d'Histoire Naturelle du Jardin du Roi.

A M. PETIT,

Docteur Régent de la Faculté de Médecine de Paris, Membre des Académies Royales des Sciences de Paris & de Stockholm, de la Société d'Agriculture, & ancien Professeur d'Anatomie, de Chirurgie & de l'art des Accouchemens : En réponse à sa Critique d'un Rapport sur une maladie de l'œil survenue après l'Inoculation de la petite vérole, contenant de nouvelles observations sur la structure de l'Œil, & quelques remarques générales de pratique relatives aux maladies de cet organe.

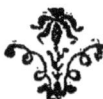

A PARIS,

Chez
{
P. Fr. DIDOT, Libraire, Quai des Augustins, près du Pont S. Michel, à S. Augustin.
DESSAIN JUNIOR, Quai des Augustins, à la Bonne Foi, près la rue Gilles-Cœur.

M. DCC. LXVII.

LETTRE
DE M. DEMOURS
A M. PETIT.

Monsieur,

Dans le Rapport que j'ai donné au sujet de la maladie survenuë à l'œil du fils de M. le Baron d'Andrezel, à la suite de la petite vérole que vous lui avez procurée par la voie de l'Inoculation, il y a deux Parties très-distinctes & qu'il ne faut pas confondre. La premiere ne roule que sur ce qui a précédé ou accompagné l'Inoculation ; & la seconde, sur la maladie de l'œil qu'il a eue quelques jours après.

Dans la premiere Partie je n'ai dit que ce que j'ai appris de vous. C'est d'après votre récit que j'ai dressé le mien. Je vous

A iij

j'ai même communiqué, & vous avez fait en marge des additions & des corrections que j'ai cru devoir adopter, parce qu'elles concernoient les faits dont vous aviez été témoin, & que c'étoit à vous à m'instruire de tout ce qui avoit précédé le jour où j'ai été appellé. Si ce récit n'étoit pas fidele, c'est à vous qu'il faudroit s'en prendre, puisque non-seulement je n'y ai rien mis du mien, mais que j'ai même mieux aimé m'en rapporter à vous qu'aux parens du malade, qui vous accusoient de négligence, & vous donnoient des torts qu'ils grossissoient sans doute. Ce n'est donc pas pour apprendre ce qui a précédé ou accompagné l'Inoculation, qu'on m'a demandé le Rapport (*a*) que vous critiquez avec tant d'humeur ; & vous auriez raison, s'il ne se fût agi que de cela, de trouver *bien singulier* (ce sont vos termes) *que trois Médecins de la Faculté ayant vu & suivi une maladie, on s'adressât,*

_____

(*a*) Voyez ce Rapport à la page 71 de celui sur le fait de l'Inoculation lu par M. de l'Epine en présence de la Faculté.

pour en avoir le récit, à un homme qui n'y a
pas même été appellé (b).

Cette remarque porte entierement à
faux : car il n'eſt queſtion dans mon Rapport que de la maladie ſurvenuë à l'œil après
l'Inoculation , maladie que vous avez trai-
tée pendant cinq ſemaines , & dont les accidens ſont alors devenu ſi graves , qu'on a
cru devoir appeller des perſonnes plus par-
ticulierement inſtruites de cette partie de
la Médecine. Deux autres Médecins Oculiſtes avoient déja été conſultés avant moi,
l'un le 8 & l'autre le 9 Novembre 1764 , &
je ne le fus que le 10. Or depuis ce jour-là,
j'ai conduit ſeul cette maladie. A qui falloit-
il s'adreſſer pour en avoir l'hiſtoire ? Je
vous le demande à vous-même.

J'ai vu pendant quelque tems avec MM.
Grandjean, tous deux habiles Chirurgiens
Oculiſtes, un malade qui eſt actuellement
entre vos mains. Ce malade avoit depuis
bien des années une ophthalmie conſidéra-

(*b*) Page 130 du ſecond Rapport de Petit.

ble, & d'un mauvais caractere. Elle étoit
accompagnée de douleurs atroces dans le
globe. La cornée étoit tuméfiée, opaque,
livide, & parſemée de vaiſſeaux gorgés de
ſang. Comme la vuë étoit perduë ſans reſ-
ſource, que le malade ſouffroit prodigieu-
ſement, & que cette maladie menaçoit de
dégénérer en cancer, il fut convenu de
vuider l'œil, pour y en ſubſtituer un de
verre. L'opération fut faite par M. Grandjean l'aîné, le 1 2 Mars de l'année derniere.
Cependant l'inflammation paſſée, le malade ne put jamais ſupporter un œil poſti-
che. Environ trois m☙s après, les douleurs
s'étant renouvellées, & ce qui reſtoit du
globe ayant de nouveau groſſi, on fit le 4
Juin une ſeconde opération qui ne fut pas
plus heureuſe que la premiere ; car les douleurs recommencerent encore peu de tems
après, & le reſtant de l'œil ſe tuméfia comme auparavant. Je fis alors appeller en
conſultation MM. Guerin & de la Faye,
qui déciderent qu'il y avoit un cancer.
Cette maladie n'étant plus de ma compé-

tence, je conseillai au malade de se mettre en d'autres mains, & cessai de le voir. J'ai appris depuis par la voie publique, qu'il vous avoit fait appeller, & qu'après quelques préparations préliminaires, vous lui aviez extirpé entierement le globe, & même enlevé les paupieres : que ce malade avoit été passablement bien pendant quelque tems; mais qu'il commençoit à ressentir des douleurs assez vives vers la partie antérieure de l'oreille du même côté où il se formoit une tumeur. Je vous demande à présent à qui il faudroit s'adresser pour avoir un Rapport fidele de cette maladie. Seroit-ce à moi, qui ai cessé de voir ce malade depuis le 25 du mois d'Octobre dernier, lorsqu'il n'a plus été possible de douter de l'éxistence du cancer? ou à vous qui avez achevé l'extirpation du globe, & qui en voyez les suites ? Le cas me paroît tout-à-fait semblable; car depuis le 9 Novembre 1764, vous n'avez pas vu une seule fois M. d'Andrezel, & ce n'est que par ouï-dire que vous parlez de l'état de son œil.

Vous prétendez que son inflammation commençoit à se modérer lorsque j'ai été appellé. A qui persuaderez-vous, Monsieur, qu'on prenne si fort l'alarme, lorsqu'on a lieu d'être plus tranquille ? Qu'on change de Médecin, quand on est si content de celui qui conduit la maladie ? A qui persuaderez-vous enfin qu'un œil, sur la cornée duquel vous avouez avoir apperçu *une tache d'environ une ligne & demie de diamètre* (c), est en bon état, lorsque cette tache accompagnée *d'une inflammation considérable*, (ce sont encore vos termes) (d), & d'une très-grande difficulté, ou plutôt d'une impossibilité de supporter la lumiere, est formée par un amas de matiere variolique, & qu'elle est située de façon à couvrir en tout ou en partie le disque de la prunelle ? Je m'en rapporte aux personnes de l'Art.

Vous m'accusez d'avoir exaggéré le mal, & me soupçonnez presque de l'avoir fait

—————————————

(c) *Ibid.* Page 141.
(d) *Ibid.* Page 140.

par un motif d'intérêt. Ce qu'il y a de fur-
prenant, c'eft que dans le même endroit
de votre ouvrage (e), vous convenez d'un
petit abfcès d'une ligne & demie de diamètre, formé entre les lames de la cornée,
c'eft-à-dire, entre les lames d'une membrane qui n'a qu'un fixiéme de ligne d'épaif-
feur (f) : or un tel abfcès qui eft énorme
pour une membrane fi mince, peut-il ne
pas infpirer de la crainte, *quand on connoît
la marche de ces fortes de maladies*, & qu'il
eft formé par une humeur auffi rongeante,
& auffi difpofée à la fuppuration que l'eft
celle de la petite vérole ?

Des faits mêmes que vous avouez, il
en réfulte inconteftablement, mais fans que
vous vous en foyiez douté, que cet œil a
couru le plus grand danger, & qu'il a été
menacé de la fonte, c'eft-à-dire, de la
rupture de la cornée, dont les fuites inévi-

(e) *Ibid.* Page 143.

(f) Lettre de M. (Pourfour du) Petit, dans laquelle
il démontre que le cryftallin eft fort près de l'uvée, &c.
p. 5, Paris 1729, *in 4°.*

tables font l'effufion de l'humeur aqueufe ;
& la flétriffure du globe ; & il n'a évité
cette fâcheufe terminaifon, que parce qu'il
étoit encore tems de recourir à un collyre
propre à corriger la qualité putride de l'humeur variolique qui formoit l'abfcès. C'eft
certainement la conféquence que tout homme de l'Art, tant foit peu éclairé fur les
maladies des yeux, tirera des faits dont
vous convenez dans votre fecond Rapport : il faut l'avouer, avec une bonne-foi
exemplaire. Où eft donc l'éxaggération,
& que devient l'odieux foupçon d'intérêt
que vous jettez fi obligeamment fur ma
conduite relativement à ce malade ? Vous
avez mis autant d'humeur dans l'éxamen
que vous avez fait de mon Rapport, que
fi m'écartant de mon fujet en faifant l'hif-
toire de cette maladie, je m'étois donné
la licence d'éxaminer s'il étoit prudent ou
non d'inoculer un enfant fujet depuis fept
ou huit mois à des fluxions habituelles fur
un œil, & s'il n'auroit pas fallu au moins
avant de le foûmettre à cette opération,

fe précautionner contre les inconvéniens du lieu où il devoit la fubir.

A l'égard de la difficulté qu'avoit l'enfant à fupporter la lumiere, & de celle que j'ai euë à éxaminer fon œil, qu'y auroit-il d'étonnant en cela, quand vous l'auriez vû avec M. Mitié fans peine quelques jours auparavant, ou même la veille ? Et cela n'arrive-t-il pas fréquemment dans les ophthalmies ordinaires, & plus fréquemment encore dans celles qui fuccedent à la petite vérole, fur-tout lorfqu'il y a déja un dépôt dans la cornée ? Or vous avouez (*g*) en avoir apperçu un le 9 Novembre, & vous êtes furpris que du jour au lendemain il fe foit étendu au point de couvrir entierement la prunelle. C'eft pendant la nuit qu'arrivent pour l'ordinaire ces fortes d'accidens, & j'ai été appellé il y a quelques mois pour voir un enfant, dont on m'affura que les yeux étoient fimplement enflammés la veille, & dont les deux cornées étoient tombées en fuppuration dans le cours de la

_____

(*g*) *Ibid.* Page 141.

nuit. Elles étoient blanches comme du lait
& inégalement tuméfiées.

J'ai vû la même chose arriver à un adulte
à la suite de la petite vérole naturelle, ainſi
que le précédent. Comme j'ai été témoin
du fait, que je ne connois dans les Auteurs
qui ont écrit ſur les maladies de l'œil, au-
cune obſervation détaillée de la marche de
la nature dans ces ſortes de cas, & que
celle-ci peut devenir intéreſſante par les
réflexions ſur la ſtruĉture de cet organe,
& par les remarques de pratique auxquel-
les elle donnera lieu, j'ai cru qu'elle ne ſe-
roit pas déplacée dans une Lettre adreſſée
à un auſſi célebre Anatomiſte que vous,
Monſieur, à qui il eſt réſervé ſans doute de
détruire un préjugé déja fort ancien, &
qui veut que ceux qui ſe livrent à l'Anatomie, ſoient plus propres à former des Pra-
ticiens, qu'à le devenir eux-mêmes. D'ail-
leurs ma Réponſe aura l'avantage de n'être
pas ſimplement polémique, & par conſé-
quent celui de n'être pas auſſi indifférente
au Public que l'eſt votre Critique.

M. * * * âgé d'environ 50 ans, d'une complexion froide & très délicate, eut la petite vérole le 2 du mois de Septembre dernier. Cette petite vérole fut extrêmement abondante, & d'un caractere fort singulier, puifque l'éruption fe fit d'une maniere fort lente, & fut beaucoup plus longue qu'elle n'a coutume de l'être : que les boutons petits & plats jufqu'au douziéme ou treiziéme jour de la maladie, s'étendirent & parurent alors plus pleins : que la bouffiffure fe maintint jufqu'au dix-fept ou dix-huit, & que le trente on comptoit encore beaucoup de boutons aux jambes, qui étoient cruds, applatis, & dont l'épiderme confervoit fa couleur naturelle.

Dès le dixiéme jour de l'éruption, les yeux s'enflammerent, & la cornée du gauche fe couvrit en même-tems d'un leger brouillard, qui fut diffipé en vingt-quatre heures par le moyen d'un collyre fondant : on combattit l'inflammation par les topiques convenables en pareil cas : on rapprocha les purgations autant que le permit la foibleffe exceffive du malade : on aviva les véficatoires qui avoient été appliqués aux jambes dès le commencement de la maladie : on en mit de nouveaux derriere les oreilles. L'effet de ce traitement fut de diminuer le gonflement affez confidérable des deux conjonctives, & de modérer par conféquent l'inflammation. Tout paroiffoit aller d'un jour à l'autre de mieux en mieux, lorfqu'il fe fit tout-à-coup dans la nuit du 21 au 22 du même mois, un tranfport de l'humeur variolique dans la fubftance de la cornée de l'œil droit, qui du foir au lendemain matin la couvrit d'un nuage très-apparent. Elle étoit de couleur d'opale. On appliqua tout de fuite des fangfuës à la paupiere inférieure & à la tempe. On fit à l'œil alternativement des bains, des douches & des fomentations de quart d'heure en quart d'heure, avéc une infufion de plantes réfolutives aiguifée de fel ammoniac ; & nonobftant ces moyens fi efficaces dans les cas ordinaires, l'engorgement fit dans la journée & dans la nuit

fuivante

fuivante des progrès fi confidérables, que malgré l'état de foibleffe, où fe trouvoit le malade, on fe détermina à la faignée: quatre heures après on réappliqua des fang-fuës autour de l'œil. On infifta fur les bains, les douches & les fomentations, qu'on ré-péta nuit & jour auffi fouvent que la veille, & quelquefois plus fréquemment encore. Tout cela ne fervit de rien, & dans le cou-rant de la nuit du vingt-trois au vingt-qua-tre, l'infiltration fe fit entre toutes les lames de la cornée, au point que le matin fui-vant elle parut entierement blanche. Dès le vingt-cinq elle commença à s'exfolier par la partie latérale interne, & le lende-main au matin les trois quarts au moins en étoient détruits. Tout le refte tomba en fuppuration les jours fuivans, de maniere qu'il n'en fubfifta en apparence que le contour; car l'œil parut comme taraudé ou troué à l'endroit de la prunelle. Il faut cependant que la lame poftérieure de la cornée ait réfifté à la fuppuration, quoi-qu'elle eût été ouverte du côté du grand

B

angle , par où l'humeur aqueufe s'étoit
échappée. On changea alors de méthode.
On tint l'œil éxactement fermé pour le
garantir du contact de l'air extérieur , qui
n'auroit pas manqué de deffécher & racor-
nir les portions reftantes des fibres de la
cornée. On fit de loin à loin des bains avec
un collyre déterfif & vulnéraire , au moyen
de quoi on favorifa la régénération de quelques lames de la cornée. Enfin par un traitement long & fuivi, on eft parvenu à confer-
ver à cette membrane fon diamètre, & à peu
de chofe près fa convexité naturelle, & à
l'œil fon volume ordinaire. Il eft vrai que
la cornée eft opaque vers le centre , & de
couleur cendrée , ce qui paroît dépendre
de ce qu'elle eft adhérente avec la capfule
du cryftallin , fur lequel l'humeur variolique
s'eft portée en même-tems, & en a détruit
la tranfparence , comme cela arrive prefque toujours dans de pareilles métaftafes.
Le refte de cette membrane eft prefque
dans fon état naturel, au point de laiffer
appercevoir les couleurs de l'uvée, ou iris.

Je cite pour témoins de ces faits M. Bou-
vart votre confrere, qui a traité cette petite vérole extraordinaire depuis le fecond
jour de l'éruption jufqu'à la fin, & qui me
fit appeller dès le deuxiéme jour de l'inflammation aux yeux ; & M. Bourgarel, à
qui l'opiniâtre fuppuration des jambes a
donné de l'occupation pendant fix mois.

J'ai dit dans l'obfervation ci-deffus, que
la lame poftérieure de la cornée avoit réfifté à la fuppuration. Cette lame que je
n'ai trouvé décrite dans aucun ouvrage
d'Anatomie, & qui mérite de l'être, eft
d'une nature différente de la lame externe.
Celle-ci, qui eft une production de la membrane interne des paupieres, eft d'un tiffu
très-mince , & fort lâche. Si elle eft tranf-
parente, ce n'eft qu'à raifon de fon extrê-
me fineffe. Elle devient opaque dès qu'elle
s'épaiffit, ce qui lui arrive toutes les fois
que le fang franchiffant les bornes que la
nature femble lui avoir prefcrites par le
tiffu fibreux & ferré qui unit la cornée à
la fclérotique, fe gliffe dans les vaiffeaux

lymphatiques dont elle eſt parſemée. Il n'en eſt pas de même de la lame interne. Elle eſt formée de fibres eſſentiellement tranſparentes. Sa diaphanéïté ne dépend pas de ſa fineſſe, comme celle de la lame externe, puiſqu'elle a beaucoup plus d'é-paiſſeur. Elle reſſemble fort à la partie an-térieure de la capſule du cryſtallin, que l'on ſçait être bien plus épaiſſe que la par-tie poſtérieure. Cette lame eſt plutôt con-tiguë qu'adhérente à la cornée, comme on peut s'en aſſurer dans les yeux des grands animaux, & ſur-tout dans celui du bœuf. Pour s'en convaincre, il faut le faire ma-cérer pendant quelques jours dans de l'eau commune, & l'ayant ſuſpendu à un fil, le plonger un inſtant dans de l'eau bouil-lante. On fera enſuite à la ſclérotique une inciſion parallele à l'équateur du globe, ou perpendiculaire à l'axe optique, & ayant renverſé la cornée après l'avoir un peu foulée entre les doigts, on l'inciſera ſuper-ficiellement tout au tour avec la pointe d'un ſcalpel, à l'endroit de ſon union avec la fclérotique. La feuille de myrthe, ou le manche de l'inftrument fuffit alors pour la détacher. C'eft ainfi que je l'ai euë entiere. J'ai auffi obfervé qu'elle fe réfléchit fur l'uvée ou iris, où je l'ai fuivie environ une ligne, toujours dans l'œil du bœuf; mais elle devient fi mince qu'il n'eft pas poffible de pouffer la féparation plus loin, d'autant plus que fes fibres n'ont pas la confiftance de celles qui forment les membranes ordinaires, & fe féparent très-facilement les unes des autres, & toujours d'une façon nette, comme il arrive aux déchirures des cartilages, auxquels cette lame poftérieure de la cornée, ainfi que la partie antérieure de la capfule du cryftallin elle-même, ne reffemblent pas mal. Seroit-ce une conjecture trop hardie que d'avancer qu'il eft vraifemblable qu'elle recouvre entierement l'uvée tant par fa partie antérieure, que par fa partie poftérieure, & que fe prolongeant fur les procès ciliaires, elle fournit une lame à la partie antérieure de la capfule du cryftallin, qui jointe à celle que reçoit cette capfule de la

tunique hyaloïde, la rend plus forte antérieurement, qu'elle ne l'eſt par ſa partie
poſtérieure, & cela pour des uſages qui
n'ont point encore été indiqués.

Quant à ceux de la membrane qui revêt
la concavité de la cornée, ils me paroiſſent
très-importans, & fourniſſent une nouvelle
preuve de la prévoyance infinie de l'Auteur de la nature, qui a employé les
moyens les plus propres pour obvier à un
inconvénient qui devoit réſulter de la con-
formation même de l'œil, ſi cette membrane interne eût été d'une contexture
ſemblable à celle de la membrane exté-
rieure, inconvénient qui n'auroit pas manqué d'en affoiblir les fonctions.

La cornée des animaux terreſtres plon-
gée pendant quelques heures dans l'eau,
y devient plus épaiſſe par l'introduction
des parties aqueuſes qui s'inſinuent entre
ſes fibres. Elle eſt très-ſuſceptible de macération, & quelque limpide que ſoit l'eau
dans laquelle on l'a fait tremper, ſa tranſ-
parence en eſt toujours altérée. Il arrive

quelque chofe de femblable, quoique d'une maniere beaucoup plus lente dans l'animal vivant, & l'expérience nous fait voir que les perfonnes qui pleurent fouvent, celles qui rendent une grande quantité de chaffie, & celles qui fe fervent long-tems de l'eau chaude pour s'étuver les yeux, éprouvent tôt ou tard des foibleffes de vuë, qui dépendent d'une efpece de macération de la cornée. Que deviendroit donc cette membrane, dont la face poftérieure eft conftamment baignée par l'humeur aqueufe qui remplit les chambres, efpece d'humeur tout-à-fait analogue à la férofité lachrymale, fi l'Auteur de la Nature ne l'avoit mife à l'abri des inconvéniens de la macération en la fortifiant par fa face concave, d'une lame qui ayant la confiftance d'un cartilage, fans en avoir l'opacité, eft par conféquent très-propre à réfifter à l'action de cette liqueur ?

C'eft pour la même raifon que le cryftallin a été auffi revêtu antérieurement d'une membrane plus forte, qu'il ne l'eft par fa partie poftérieure. Rien n'eft fait au hafard dans la conftruction admirable du corps humain ; & puifque le Créateur a donné plus de folidité à la partie antérieure de cette capfule, qu'à la partie poftérieure, nous pouvons en conclure qu'il l'a fait avec deffein, & qu'il en réfulte des avantages que l'Anatomie doit nous indiquer. Or j'y en vois deux, le premier eft de contenir plus fûrement le cryftallin dans fa bourfe, & le fecond de mettre ce corps, encore plus fufceptible de macération que la cornée, à l'abri de celle qu'il auroit pu éprouver de la part de la même humeur aqueufe, s'il n'eût été couvert antérieurement que de fa membrane propre, à qui on a donné le nom d'arachnoïde, à raifon de fa fineffe.

A l'égard du prolongement que la lame interne de la cornée fournit à toutes les parties contenuës dans les deux chambres, & qui font baignées par l'humeur aqueufe, il me paroît deftiné à retenir la pouffiere noire dont la partie poftérieure de l'uvée,

& les procès ciliaires font enduits, de crainte que dans les coups, les chûtes, les fauts & les autres violens éxercices du corps, il ne s'en détachât quelques atômes, qui flottant dans la férofité qui remplit les chambres, n'auroient pas manqué d'offufquer la vuë.

Je fuis entré dans un affez grand détail au fujet de l'obfervation ci-deffus, parce qu'elle répond à votre étonnnement fur le progrès qu'a pu faire la tache de M. d'Andrezel dans une nuit, & qu'elle me fournifloit de plus une occafion bien favorable de faire connoître des parties & des ufages jufqu'ici inconnus dans l'organe de la vuë. J'y ajoûterai deux remarques importantes de pratique.

La premiere qui fe déduit de la précaution que l'Auteur de la Nature a prife pour mettre intérieurement la cornée à l'abri des inconvéniens de la macération, nous indique comment un larmoyement trop abondant, une trop grande quantité de chaffie qui féjourne fur le globe, un long

uſage de l'eau chaude, de l'eau de gui-
mauve, des cataplaſmes émolliens, &c.
peuvent macérer en quelque forte les cou-
ches ſuperficielles de cette membrane, en
relâcher le tiſſu, & y occaſionner des en-
gorgemens & empâtemens, des phlyſté-
nes, des puſtules, des abſcès plus ou moins
profonds, des taches, &c. Et combien
l'abus des topiques trop relâchans eſt géné-
ralement à craindre dans les maladies des
yeux, ſur-tout dans les jeunes perſonnes,
& mêmes dans les adultes dont la fibre eſt
lâche & molle.

La ſeconde, que moyennant certaines
précautions la cornée peut ſe régénérer;
car dans le cas ci-deſſus rapporté, la lame
poſtérieure qui étoit reſtée ſeule, s'eſt in-
ſenſiblement couverte de fibres qui ſont en
grande partie aſſez tranſparentes pour laiſ-
ſer voir les couleurs de l'iris.

Si donc le levain variolique a pu ſe por-
ter ſubitement en aſſez grande quantité dans
une cornée juſqu'alors très-ſaine, pour la
faire tomber en ſuppuration & par lam-

beaux, dans l'efpace de 36 heures, & cela dans un adulte qui étoit à la diéte la plus févere, qui avoit deux amples véficatoires aux jambes, dont la fuppuration étoit très-abondante, & qui avoit déja été purgé quatre fois, qu'y auroit-il d'étonnant que la tache de M. d'Andrezel, fe fût étenduë du jour au lendemain, au point de couvrir entierement la prunelle, fur-tout dans un enfant qui n'obfervoit aucun régime, & dont le véficatoire que vous lui aviez fait appliquer au cou, étoit defféché depuis quelques jours ?

Vous prétendez auffi que cet enfant ca-cochyme avant fon inoculation, a joui de-puis de la meilleure fanté, & vous n'héfitez pas à attribuer cet avantage à la petite vé-role artificielle que vous lui avez procurée. Il eft vrai que lorfque je me fuis chargé de la conduite de ce malade, il étoit maigre & pâle ; il eft vrai auffi que fon teint eft devenu de jour en jour meilleur ; que l'en-fant a repris infenfiblement de l'embon-point, & qu'il a fini par avoir aux joues

cet incarnat qui eſt l'annonce d'une ſanté
floriſſante. Mais, Monſieur, puiſque vous
vous piquez d'être ſi vrai, n'auriez-vous
pas dû inſtruire vos lecteurs que je lui fis
appliquer toute de ſuite un large véſica-
toire au cou, dont on a entretenu la ſuppuration avec ſoin pendant environ ſix
mois, que je lui fis prendre en même tems
du petit lait avec les ſucs des plantes altéran-
tes, & que ce petit lait fut rendu purgatif,
d'abord de deux jours l'un, enſuite tous les
3 jours avec le ſyrop de pommes compoſé:
qu'il en a continué l'uſage pendant environ
3 mois, qu'il a paſſé enſuite pendant 3 autres
mois, à celui de la tiſanne des bois, purgati-
ve, dont il prenoit quatre onces tous les ma-
tins à jeun, & autant le ſoir deux heures
après ſon ſouper : que pendant tout ce
tems-là on lui retrancha la viande au moins
le ſoir ; & enfin que cet enfant habitoit un
quartier de Paris, qu'on peut regarder
comme une campagne, & y jouiſſoit d'un
grand jardin, qui lui fourniſſoit l'occaſion
de faire tous les jours des exercices même

affez violens, comme de ratiffer une allée,
pouffer ou traîner une brouette, courir,
fauter & jouer au volant. La méthode ci-
deffus me réuffit ordinairement dans les
ophthalmies que j'ai à traiter à la fuite
de la petite vérole naturelle, & dans des
enfans autant ou plus cachocymes que l'é-
toit celui dont il s'agit. C'eft aux Maîtres
de l'Art à juger fi l'éxemple que vous pro-
pofez eft avantageux ou indifférent à la
nouvelle pratique d'inoculer la petite vérole, & fi votre remarque n'eft pas le
fruit de la prévention.

Quant à ce que vous dites page 141 de
votre fecond Rapport, que M. Mitié &
vous avez vû les chofes autrement que
moi; cela n'eft point étonnant, puifque je
les vois encore aujourd'hui autrement que
vous. En effet vous prétendez que la tache
de M. d'Andrezel eft entierement diffipée,
& je foutiens qu'elle ne l'eft pas. Je vais plus
loin; je dis qu'elle n'eft pas de nature à
difparoître jamais entierement, parce que
l'humeur variolique qui l'a formée, étoit

en trop grande quantité, & a rongé trop profondément les lames de la cornée, pour qu'il n'en reſte pas des veſtiges aſſez ſenſibles, & qui ſelon mon expérience doivent être ineffaçables. Au reſte, Monſieur, de qui tenez-vous, je vous prie, que cette tache eſt entierement diſſipée? Car je ſuis ſûr que vous n'avez ni revu ni examiné l'œil de cet enfant depuis le mois de Novembre 1764. Je vous déclare qu'on vous en a impoſé ſur cet article là, ainſi que ſur celui de l'expreſſion grenadiere qu'on m'a fait tenir la premiere fois que j'ai vu ce malade, dont je n'ai pu éxaminer paſſablement l'œil affecté que le ſixiéme jour.

Je finis par vous aſſurer que ſi les Remarques critiques que vous avez faites ſur mon Rapport, partoient de quelqu'un dont le ſçavoir & la probité me ſeroient moins connus, je me croirois autoriſé à en conclure que l'Auteur a mis plus de bonne-foi que d'éxactitude dans la diſcuſſion des faits contenus dans ce Rapport, qu'il a plus de théorie que d'expé-

rience (fur les maladies des yeux), &
qu'il a l'efprit prévenu de quelque fyf-
tême.

Je fuis, Monfieur, Votre, &c.

A Paris, ce 20 Mars 1767.